38 Rezepte gegen Darmkrebs:

Vitaminreiche Nahrung, die der Körper im Kampf gegen den Krebs benötigt – ganz ohne Medikamente und Tabletten

Von

Joe Correa CSN

COPYRIGHT

© 2017 Live Stronger Faster Inc.

Alle Rechte vorbehalten

Vervielfältigung oder Übersetzung einzelner Inhalte dieser Arbeit außer dem in Abschnitt 107 oder 108 des Urheberrechtsgesetzes der Vereinigten Staaten von 1976 erlaubten, ist ohne die Erlaubnis des Urheberrechtsinhaber rechtswidrig.

Diese Veröffentlichung ist dafür, genaue und verbindliche Informationen hinsichtlich des behandelten Themas zur Verfügung zu stellen. Es wird unter der Voraussetzung verkauft, dass weder der Autor noch der Verleger medizinische Beratung leisten. Wenn medizinischer Rat oder Hilfe benötigt wird, bitte einen Arzt konsultieren. Dieses Buch ist nur eine Hilfe und sollte nicht Ihrer Gesundheit schaden. Konsultieren Sie bitte einen Arzt bevor Sie mit diesem Ernährungsplan beginnen, um sicherzustellen, dass es für Sie passt.

DANKSAGUNG

Dieses Buch ist meinen Freunden und meiner Familie gewidmet, die leichte oder ernste Krankheiten hatten, so dass Sie eine Lösung finden und die notwendigen Veränderungen in Ihrem Leben machen.

38 Rezepte gegen Darmkrebs:

Vitaminreiche Nahrung, die der Körper im Kampf gegen den Krebs benötigt – ganz ohne Medikamente und Tabletten

Von

Joe Correa CSN

INHALT

Copyright

Danksagung

Über den Autor

Einführung

38 Rezepte gegen Darmkrebs: Vitaminreiche Nahrung, die der Körper im Kampf gegen den Krebs benötigt – ganz ohne Medikamente und Tabletten

Weitere Titel dieses Autors

ÜBER DEN AUTOR

Nach jahrelanger Forschung glaube ich ehrlich an die positive Wirkung die richtige Ernährung auf den Körper und den Geist haben kann. Meine Kenntnis und Erfahrung haben mir geholfen, im Laufe der Jahre gesünder zu leben, was ich mit meiner Familie und Freunden geteilt habe. Je mehr Sie über gesünderes Essen und Trinken wissen, desto eher werden Sie Ihr Leben und die Essgewohnheiten ändern wollen.

Ernährung ist ein Schlüsselfaktor im Pozess für Gesundheit und ein längeres Leben - also starte noch heute. Der erste Schritt ist der wichtigste und der bedeutungsvollste.

EINFÜHRUNG

38 Rezepte gegen Darmkrebs: Vitaminreiche Nahrung, die der Körper im Kampf gegen den Krebs benötigt – ganz ohne Medikamente und Tabletten

Von Joe Correa CSN

Darmkrebs ist ein Krebs des Dickdarms und ist eine der gängisten Arten von bösartigen Erkrankungen auf der Welt. Er bildet sich mit unkontrolliertem, degenerativem Zellwachstum im Dickdarm. Ungefähr 5% der Männer und 3% der Frauen bekommen in ihrem Leben diese schwere Krankheit. Diese Statistiken sind erschreckend und Sie sollten sich Gedanken darüber machen, Ihren Lebensstil und die Ernährungsgewohnheiten so schnell wie möglich zu ändern.

Noch ist nicht bekannt, was den Darmkrebs verursacht, aber die meisten Ärzte geben zu, dass die moderne westliche Ernährung reich an Fetten und arm an Ballaststoffen ist, was das Risiko für diese Krankheit erhöht. Diese stark verarbeiteten, unnatürlichen und ungesunden Nahrungsmittel führen zu chronischen Entzündungskrankheiten des Darms, indem Sie die darin lebenden Mikroorganismen beeinflussen, die zur Zelldegeneration führen. Dies ist ein guter Grund, warum

Sie sich mehr auf gesunde Bio-Nahrungsmittel fokusieren sollten statt von einer Diät zur nächsten zu hüpfen, die meistens nur leere Versprechungen machen. Nahrungsmittel, die Sie täglich essen sollten: frische Früchte und Gemüse, biologischer Fisch und Geflügel, Nüsse, Samen und Hülsenfrüchte. Um Ihren Magen-Darm-Trakt zu reinigen und das Risiko auf Darmkrebs zu reduzieren, muss Ihre Ernährung vor allem auf Bohnen, Linsen, Erbsen und anderen folathaltigen Nahrungsmittel basieren. Diese Nahrungsmittel sind eine großartige Quelle an wertvollen Ballaststoffen und Vitamin B, da das Ihre Dickdarmzellen vor Schäden schützt.

Dieses Buch ist eine wertvolle Sammlung an abgestimmten Rezepten, die jedem gefallen und Ihrem Körper die optimale Menge an Nährstoffe gibt, die er braucht. Sie basieren auf echten und gesunden Nahrungsmitteln ohne große Einschränkungen, die Sie vielleicht erwarten. Wenn sie Ihre Gewohnheiten ändern um Ihre Gesundheit zu verbessern und Darmkrebs zu vermeiden, werden Sie ein glücklicheres Leben führen. Sie brauchen nur einfache Richtlinien, damit Sie bewusster darauf achten, was Sie essen sollten um Ihren Stoffwechsel anzuregen und Ihrem Körper helfen, diese Krankheit abzuwehren.

Die Wahl dieses Buch in die Hand zu nehmen und etwas für Ihre Gesundheit zu tun, ist wahrscheinlich eine der besten Entscheidungen, die Sie gemacht haben. Es enthält eine Vielzahl an Rezepten für jeden einzelnen Tag, von einfachen Frühstücksrezepten und Snacks bis zu schnellen Mittagessen und ausgefallenen Abendessen. Es löst, ein für alle mal, das tägliche Dilemma, was Sie essen können. Diese Rezepte passen in jeden Zeitplan und zu allen Geschmacksvorlieben.

38 REZEPTE GEGEN DARMKREBS: VITAMINREICHE NAHRUNG, DIE DER KÖRPER IM KAMPF GEGEN DEN KREBS BENÖTIGT – GANZ OHNE MEDIKAMENTE UND TABLETTEN

1. Lachs mit braunem Reis

Zutaten:

450 g Lachsfilet, dünn geschnitten

190 g brauner Reis, vorgekocht

1 EL Olivenöl

1 TL frischer Rosmarin, fein gehackt

720 ml Wasser

1 TL Meersalz

¼ TL schwarzer Pfeffer, gemahlen

Zubereitung:

Lachsfilets waschen und trocken tupfen. Mit einem Küchenpapier trocken tupfen und zur Seite stellen.

Reis in einen großen Topf geben. 720 ml Wasser hinzugeben und zum Kochen bringen. Für ca. 12-15 Minuten kochen und vom Herd nehmen. Etwas Salz hinzufügen und gut vermengen. Zur Seite stellen.

Öl in einem großen Topf bei mittlerer Hitze erwärmen. Filets zugeben und mit etwas Salz, Pfeffer und Rosmarin bestreuen. Für ca. 3-4 Minuten auf jeder Seite anbraten. Vom Herd nehmen.

Filets mit Reis servieren. Bei Bedarf mehr gedünstetes Gemüse zugeben.

Guten Appetit!

Nährwertangaben pro Portion: Kcal: 283, Proteine: 20,5 g, Kohlenhydrate: 29,2 g, Fette: 9,5 g

2. Erdnuss-Orangen-Quinoa

Zutaten:

170 g Quinoa

40 g getrocknete Feigen, gehackt

1 große Orange, geschält und in Spalten geschnitten

¼ TL Zimt, gemahlen

1 EL Erdnüsse, grob gehackt

240 ml Wasser

Zubereitung:

Quinoa und Wasser in einen Topf geben und zum Kochen bringen. Die Temperatur herunterdrehen und für 12-15 Minuten kochen. Vom Herd nehmen und den Quinoa mit einer Gabel auflockern. Zur Seite stellen.

Orangen schälen und in Spalten schneiden. 2-3 Ecken in kleine Stücke schneiden. Den Rest des Orangensafts in einen Entsafter geben. Bearbeiten bis es entsaftet ist und zur Seite stellen.

Gekochten Quinoa, Feigen und Orangenecken vermengen. Mit frischem Orangensaft beträufeln und

Erdnüsse drüber streuen. Gut rühren und für 5 Minuten zur Seite stellen, damit sich das Aroma voll entfalten kann.

Guten Appetit!

Nährwertangaben pro Portion: Kcal: 445, Proteine: 14,9 g, Kohlenhydrate: 82,2 g, Fette: 7,7 g

3. Kirschtomaten-Frühlingssalat

Zutaten:

5 Kirschtomaten, halbiert

150 g Römersalat, zerkleinert

70 g frischer Kohl, grob gehackt

1 große rote Paprika, gewürfelt

2 Knoblauchzehen, gewürfelt

1 kleine Zwiebel, geschnitten

4 EL Olivenöl

1 EL Apfelessig

1 TL Himalaya-Pinksalz

¼ TL Cayennepfeffer, gemahlen

¼ TL schwarzer Pfeffer, frisch gemahlen

Zubereitung:

Olivenöl, Essig, Knoblauch, Salz, Cayennepfeffer und Pfeffer in eine kleine Schüssel geben. Gut verrühren bis alles gut eingearbeitet ist. Für 15 Minuten zur Seite stellen, damit sich die Aromen vermischen können.

Kirschtomaten waschen und halbieren. Zutaten in eine großen Schüssel geben und zur Seite stellen.

Salat und Kohl mit einem Sieb gründlich unter kaltem, fließendem Wasser waschen. Salat und Kohl klein schneiden und mit den Tomaten in die Schüssel geben.

Paprika waschen und halbieren. Kerne entfernen und in kleine Stücke oder Ringe schneiden.

Zwiebel schälen und in dünne Scheiben schneiden. Zu den anderen Zutaten in die Schüssel geben.

Mit Dressing beträufeln und gut verrühren.

Sofort servieren.

Nährwertangaben pro Portion: Kcal: 234, Proteine: 3,1 g, Kohlenhydrate: 16,3 g, Fette: 19,3 g

4. Rosenkohl-Reis-Auflauf

Zutaten:

280 g Rosenkohl, gewürfelt

190 g brauner Reis, vorgekocht

460 ml Hühnerbrühe

85 g Mozzarella, gerieben

¼ TL Cayennepfeffer, gemahlen

1 kleine rote Zwiebel, gewürfelt

1 EL Pflanzenöl

1 TL Salz

¼ TL schwarzer Pfeffer, gemahlen

Zubereitung:

Den Ofen auf 375°F (190°C) vorheizen.

Reis in einen dickbodigen Topf geben. 720 ml Wasser hinzugeben und zum Kochen bringen. Die Temperatur herunterdrehen und für 12-15 Minuten kochen. Vom Herd nehmen und mit einer Gabel auflockern. Zudecken und zur Seite stellen.

Hühnerbrühe, Käse und Zwiebel in einer großen Schüssel vermengen. Mit Salz, Pfeffer und Cayennepfeffer würzen und gut vermengen. Zur Seite stellen.

Rosenkohl waschen und die äußeren Blätte entfernen. In mundgerechte Stücke scheiden un dauf ein Backblech legen. Für ca. 5-7 Minuten dünsten und in eine gefettete Auflaufform geben. Reis zugeben und vorsichtig umrühren, so dass der Rosenkohl mit dem Reis bedeckt ist. Brühe drüber geben und in den Ofen geben.

Für ca. 30-35 Minuten backen und auf dem Ofen nehmen. Vor dem Servieren zum Abkühlen zur Seite stellen.

Nährwertangaben pro Portion: Kcal: 239, Proteine: 9,3 g, Kohlenhydrate: 36,3 g, Fette: 6,9 g

5. Ananas-Himbeer-Salat

Zutaten:

225 g Ananasstücke

125 g frische Himbeeren

150 g Wassermelone, gewürfelt

1 großer grüner Apfel, entkernt und gewürfelt

4 EL Kokoswasser

2 EL Sauerrahm

1 TL Vanilleextrakt

4 EL Orangensaft

1 EL frische Minze

Zubereitung:

Sauerrahm, Kokoswasser, Vanilleextrakt und Orangensaft in eine mittelgroße Rührschüssel geben. Gut verrühren und zur Seite stellen, damit sich das Aroma vermengen kann.

Früchte waschen und vorbereiten.

Ananasstücke, Himbeeren, Wassermelone und Apfel in einer großen Salatschüssel vermengen. Einmal umrühren und dann mit dem hergestellten Dressing beträufeln. Noch ein letztes Mal verrühren und vor dem Servieren für 20 Minuten kalt stellen.

Guten Appetit!

Nährwertangaben pro Portion: Kcal: 207, Proteine: 2,8 g, Kohlenhydrate: 44,6 g, Fette: 3,5 g

6. Sellerie-Spinat-Suppe

Zutaten:

450 g frischer Sellerie, gehackt

450 g frischer Spinat, gehackt

1 mittelgroße rote Zwiebel, fein gehackt

200 ml Schlagsahne

240 ml Wasser

230 g Sauerrahm

480 ml Gemüsebrühe

2 EL Butter

½ TL getrockneter Thymian, gemahlen

½ TL Salz

½ TL schwarzer Pfeffer, gemahlen

Zubereitung:

Sellerie und Spinat in ein großes Sieb geben. Gründlich unter kaltem, fließendem Wasser waschen. Abtropfen und in kleine Stücke schneiden. Zur Seite stellen.

Butter in einer großen Bratpfanne bei mittlerer Temperatur schmelzen. Zwiebeln zugeben und unter Rühren anbraten bis sie glasig sind. Sellerie und Spinat zugeben. Salz, Thymian und Pfeffer hinzufügen. Gut verrühren und für ca. 3-4 Minuten kochen oder bis der Sellerie und der Spinat weich sind.

Gemüsebrühe und Wasser zugeben. Gut umrühren und zum Kochen bringen. Mit einem Deckel zudecken und die Temperatur runter drehen. Für 15-20 Minuten kochen und dann Schlagsahne und Sauerrahm einrühren. Für weitere 5 Minuten kochen und vom Herd nehmen.

Zudecken und für 20 Minuten kochen. Vom Herd nehmen und Sauerrahm unterrühren.

Sofort servieren.

Nährwertangaben pro Portion: Kcal: 235, Proteine: 6,2 g, Kohlenhydrate: 9,4 g, Fette: 20,2 g

7. Erdnuss-Zitronen-Risotto

Zutaten:

390 g Basmatireis

1 kleine rote Zwiebel, gewürfelt

1 Knoblauchzehe, fein gehackt

70 g frischer Kohl, gehackt

1 EL Olivenöl

1 große Limette, frisch gepresst

3 EL Erdnüsse, grob gehackt

840 ml Wasser

¼ TL schwarzer Pfeffer, gemahlen

¼ TL Chili, gemahlen

½ TL Meersalz

Zubereitung:

Reis in einen dickbodigen Topf geben. Wasser hinzugeben und zum Kochen bringen. Für ca. 12-15 Minuten kochen und vom Herd nehmen. Zudecken und zur Seite stellen.

Öl in einer großen Bratpfanne bei mittlerer Hitze erwärmen. Zwiebeln und Knoblauch zugeben. Unter Rühren für ca. 4-5 Minuten anbraten oder bis sie glasig sind. Kohl zugeben und für weitere 5 Minuten kochen. 120 ml Wasser zugeben und zum Kochen bringen. Salz und Pfeffer hinzufügen.

Reis hinzufügen und für weitere 2 Minuten kochen. Vom Herd nehmen und die Erdnüsse und Chili unterrühren.

Warm servieren.

Nährwertangaben pro Portion: Kcal: 424, Proteine: 9 g, Kohlenhydrate: 79,7 g, Fette: 7,5 g

8. Kabeljau mit Süßkartoffeln und Spinat

Zutaten:

450 g Kabeljau Filets, in mundgerechte Stücke geschnitten

2 EL Olivenöl

1 EL Basilikum, fein gehackt

120 g Spinat, gehackt

120 g Süßkartoffeln

1 kleine Zwiebel, gewürfelt

1 EL Balsamico-Essig

1 TL Meersalz

¼ TL schwarzer Pfeffer, gemahlen

Zubereitung:

Süßkartoffeln schälen und in mundgerechte Stücke schneiden. In einen großen Topf mit kochendem Wasser geben und kochen bis sie stichfest sind. Vom Herd nehmen und gut abgießen. Zur Seite stellen.

1 EL Öl in einer großen Bratpfanne und Zwiebeln zugeben. Unter Rühren anbraten bis sie glasig sind und dann die Kartoffeln zugeben. Essig, Basilikum, Salz und Pfeffer

hinzufügen. Gut verrühren und für 2 Minuten kochen, bis es gut vermischt ist. Vom Herd nehmen und zur Seite stellen.

Restliches Öl in einer großen Bratpfanne bei mittlerer Temperatur erwärmen. Filets zugeben und etwas Salz und Pfeffer zugeben. Für ca. 3-5 Minuten anbraten oder bis sie goldbraun sind. Vom Herd nehmen.

Die Kabeljaustückte mit dem vorbereiteten Gemüse servieren.

Guten Appetit!

Nährwertangaben pro Portion: Kcal: 233, Proteine: 26,9 g, Kohlenhydrate: 12,5 g, Fette: 8,1 g

9. Kirsch-Bananen-Haferflocken

Zutaten:

115 g frische Kirschen, entsteint

1 mittelgroße Banane, geschnitten

100 g Haferflocken

240 ml Magermilch

1 EL Mandeln, grob gehackt

Zubereitung:

Kirschen mit einem Sieb unter kaltem, fließendem Wasser waschen. Abtropfen und halbieren. Kerne entfernen und zur Seite legen.

Banane schälen und in dünne Scheiben schneiden. Zur Seite stellen.

Wasser in einen dickbodigen Topf geben. Zum Kochen bringen und dann Haferflocken zugeben. Für ca. 3-4 Minuten kochen, ständig umrühren. Vom Herd nehmen und 10 Minuten ziehen lassen. Mit einer Gabel auflockern, damit es schneller abkühlt.

Kirschen, Banane und Milch unterrühren. Mit Mandeln garnieren und servieren.

Guten Appetit!

Nährwertangaben pro Portion: Kcal: 316, Proteine: 10,8 g, Kohlenhydrate: 6,3 g, Fette: 4,4 g

10. Hühnchen in Tomate-Knoblauch-Soße

Zutaten:

450 g Hühnerfilet, dünn aufgeschnitten

1 große Tomate, in mundgerechte Stücke geschnitten

20 g frischer Rucola, gehackt

1 EL Olivenöl

2 Knoblauchzehen, fein gehackt

1 große Zitrone, frisch gepresst

1 EL Balsamico-Essig

½ TL Salz

¼ TL schwarzer Pfeffer, gemahlen

¼ TL Cayennepfeffer, gemahlen

Zubereitung:

Hühnerfilet unter kaltem, fließendem Wasser waschen und mit Küchenpapier trocken tupfen. Zur Seite stellen.

Öl in einer großen Bratpfanne bei mittlerer Hitze erwärmen. Filets zugeben und Temperatur auf mittlere

Stufe drehen. Salz, Pfeffer und Cayennepfeffer hinzufügen. Für ca. 3-4 Minuten auf jeder Seite anbraten.

In der Zwischenzeit Limettensaft, Essig und 60 ml Wasser vermengen. Gut verrühren und über die Filets geben. Zum Kochen bringen und dann Knoblauch und Tomaten zugeben.

Für 5 Minuten andünsten oder bis die Tomaten weich sind. Vom Herd nehmen und zur Seite stellen.

Die Servierplatte mit Rucola auslegen und die Filets draufgeben. Die restliche Flüssigkeit über die Filets geben und servieren.

Guten Appetit!

Nährwertangaben pro Portion: Kcal: 350, Proteine: 44,8 g, Kohlenhydrate: 5,3 g, Fette: 16,1 g

11. Spinat-Brombeer-Smoothie

Zutaten:

225 g frischer Spinat, gehackt

144 g Brombeeren

115 g griechischer Joghurt

2 EL Zitronensaft, frisch gepresst

1 EL Honig

1 EL Chiasamen

Zubereitung:

Spinat gründlich unter kaltem, fließendem Wasser waschen. Grob hacken und zur Seite stellen.

Brombeeren in einem Sieb waschen und leicht abtropfen lassen. Zur Seite stellen.

Spinat, Brombeeren, Joghurt und Zitronensaft in einem Mixer oder einer Küchenmaschine vermengen. Rühren bis es schön sämig und cremig ist. In Gläsern anrichten und Honig unterrühren.

Mit Chiasamen bestreuen und vor dem Servieren für 20 Minuten kühl stellen.

Guten Appetit!

Nährwertangaben pro Portion: Kcal: 118, Proteine: 8 g, Kohlenhydrate: 20 g, Fette: 1,3 g

12. Thunfischsteaks mit Sellerie

Zutaten:

450 g Thunfischsteaks

225 g Sellerie, gewürfelt

200 ml Olivenöl

2 EL Zitronensaft, frisch gepresst

1 EL frischer Rosmarin, fein gehackt

1 TL getrockneter Basilikum, fein gehackt

½ TL Meersalz

¼ TL schwarzer Pfeffer, gemahlen

Zubereitung:

Thunfischsteak waschen und mit Küchenpapier trocken tupfen. Zur Seite stellen.

Sellerie unter kaltem, fließendem Wasser waschen und in mundgerechte Stücke schneiden. Zur Seite stellen.

Öl, Zitronensaft, Rosmarin, Basilikum, Salz und Pfeffer in eine große Schüssel geben. Den Thunfisch in diese Marinade einlegen und die Schüssel mit Frischhaltefolie oder einem Deckel verschließen. Für mindestens 1 Stunde kalt stellen. Das Fleisch ab und zu mit Marinade bedecken.

Ca. 2 EL der Marinade in einer großen Bratpfanne bei mittlerer Temperatur erwärmen. Sellerie zugeben und für 5 Minuten kochen oder bis er weich ist. Das Sellerie entnehmen und die Pfanne zurückstellen. Steaks zugeben und für ca. 3-4 Minuten auf jeder anbraten, oder bis es den gewünschten Garheitsgrad erreicht hat. Bei Bedarf mehr Marinade zugeben. Vom Herd nehmen und sofort servieren.

Guten Appetit!

Nährwertangaben pro Portion: Kcal: 308, Proteine: 34,2 g, Kohlenhydrate: 1,5 g, Fette: 17,9 g

13. Hühnchen-Auberginen-Spieße

Zutaten:

450 g Hühnerbrust, ohne Haut, ohne Knochen, in mundgerechte Stücke geschnitten

250 g Aubergine, in mundgerechte Stücke geschnitten

2 EL frische Koriander, fein gehackt

200 ml Olivenöl

2 EL Zitronensaft, frisch gepresst

½ TL Meersalz

¼ TL schwarzer Pfeffer, gemahlen

¼ TL Cayennepfeffer, gemahlen

Zubereitung:

Hühnerbrust unter kaltem, fließendem Wasser waschen und mit Küchenpapier trocken tupfen. In mundgerechte Stücke schneiden und zur Seite stellen.

Auberginen waschen und in mundgerechte Stücke schneiden. Zur Seite stellen.

Olivenöl, Zitronensaft, Salz, Pfeffer und Cayennepfeffer in eine große Schüssel geben. Vermengen und dann

Hühnchen und Aubergine zugeben. Die Schüssel mit Frischhaltefolie oder Deckel verschließen und für mindestens 1 Stunde kalt stellen.

Den Grill auf mittlere Temperatur vorheizen. Wenn Sie Holzspieße verwenden, legen Sie sie vor Gebrauch für 10 Minuten ins Wasser.

Fleisch und Auberginen abwechselnd auf einen Spieß geben und auf den Grill geben. Den Vorgang mit den restlichen Zutaten wiederholen.

Für ca. 8-10 Minuten grillen und gelegentlich wenden, oder bis sie die gewünschte Farbe haben. Mit der restlichen Marinade bestreichen um sie saftig zu bekommen.

Guten Appetit!

Nährwertangaben pro Portion: Kcal: 378, Proteine: 44,1 g, Kohlenhydrate: 2 g, Fette: 20,7 g

14. Rotes Omelet

Zutaten:

5 große Eier

1 mittelgroße Tomate, gewürfelt

1 kleine Zwiebel, geschnitten

1 EL Sauerrahm

1 EL Olivenöl

1 TL getrockneter Oregano, gemahlen

¼ TL Salz

¼ TL schwarzer Pfeffer, gemahlen

Zubereitung:

Tomaten waschen und in Viertel schneiden. In einen Mixer geben und mit Oregano würzen. Verarbeiten bis es sämig ist und zur Seite stellen.

Eier in einer großen Schüssel verquirlen und mit etwas Salz und Pfeffer bestreuen. Zur Seite stellen.

Öl in einer großen Bratpfanne bei mittlerer Hitze erwärmen. Zwiebeln hinzufügen und für ca. 3-4 Minuten anbraten oder bis sie glasig sind. Pürierte Tomaten zugeben und für 1 Minute kochen.

Eier zugeben und gleichmäßig verteilen. Für 3 Minuten braten, dann das Omelet wenden. Für weitere 2 Minuten kochen und vom Herd nehmen. Sauerrahm darauf verteilen und das Omelet falten.

Sofort servieren.

Nährwertangaben pro Portion: Kcal: 308, Proteine: 34,2 g, Kohlenhydrate: 1,5 g, Fette: 17,9 g

15. Pute mit Avocado und Paprika

Zutaten:

450 g Putenbrust, in mundgerechte Stücke geschnitten

150 g Avocado, gewürfelt

1 große rote Paprika, gewürfelt

75 g Eisbergsalat, gehackt

60 g Cheddar, gerieben

2 EL Olivenöl

¼ TL Salz

¼ TL schwarzer Pfeffer, gemahlen

¼ TL Cayennepfeffer, gemahlen

Zubereitung:

Fleisch waschen und mit einem Küchenpapier trocken tupfen. In mundgerechte Stücke schneiden und zur Seite stellen.

Avocado schälen und halbieren. Kern entfernt und in Würfel scheiden. Zur Seite stellen.

Paprika waschen und halbieren. Kerne entfernen und in dünne Ringe schneiden. Zur Seite stellen.

Öl in einer großen Bratpfanne bei mittlerer Hitze erwärmen. Paprika und Avocado zugeben. Für 2 Minuten kochen und dann das Fleisch zugeben. Etwas Salz, Pfeffer und Cayennepfeffer hinzufügen. Gut verrühren und für ca. 4-5 Minuten kochen, ständig umrühren. Vom Herd nehmen.

Den geschnittenen Salat auf einer Servierplatte verteilen. Das Fleisch draufgeben und mit geriebenen Käse bestreuen. Sofort servieren.

Nährwertangaben pro Portion: Kcal: 429, Proteine: 31,9 g, Kohlenhydrate: 14,6 g, Fette: 27,7 g

16. Garnelen-Zucchini-Eintopf

Zutaten:

450 g Garnelen, geputzt und entdarmt

1 große Zucchini, dünn geschnitten

480 ml Gemüsebrühe

25 g Frühlingszwiebeln, gewürfelt

2 EL Olivenöl

1 TL Balsamico-Essig

1 TL Cayennepfeffer, gemahlen

1 TL Rosmarin, fein gehackt

¼ TL Meersalz

¼ TL schwarzer Pfeffer, gemahlen

Zubereitung:

Garnele schälen und entdärmen. Gut waschen und mit einem Küchenpapier trocken tupfen. Zur Seite stellen.

Zucchini waschen und in dünne Scheiben schneiden. Zur Seite stellen.

Öl in einem tiefen Topf bei mittlerer Temperatur erwärmen. Zwiebeln und Zucchini zugeben. Für 5 Minuten weiterkochen und gelegentlich umrühren. Garnelen zugeben und ca. 2 EL Gemüsebrühe. Etwas Salz, Pfeffer und Cayennepfeffer hinzufügen. Gut verrühren hinzufügen und für weitere 3 Minuten kochen.

Die restliche Brühe zugeben und mit Rosmarin bestreuen. Zum Kochen bringen und auf kleinster Stufe weiterkochen. Für ca. 6-8 Minuten kochen und vom Herd nehmen.

Warm servieren.

Nährwertangaben pro Portion: Kcal: 309, Proteine: 39,2 g, Kohlenhydrate: 7,9 g, Fette: 13,2 g

17. Flanksteak mit Kartoffeln

Zutaten:

450 g fettarmes Flanksteak

280 g kleine, neue Kartoffeln, halbiert

2 EL Olivenöl

1 TL gelber Senf

1 TL Apfelessig

1 TL Meersalz

½ TL schwarzer Pfeffer, gemahlen

5 g Schnittlauch, gehackt

1 TL frische Petersilie, fein gehackt

Zubereitung:

Fleisch unter kaltem, fließendem Wasser waschen und mit Küchenpapier trocken tupfen. Zur Seite stellen.

Kartoffeln schälen und in einen Topf mit kochendem Wasser geben. Eine Prise Salz zugeben und für 15 Minuten kochen oder bis sie stichfest sind. Vom Herd nehmen und abgießen.

Kartoffeln in eine große Schüssel geben und Schnittlauch, Pfeffer, Senf und Essig zugeben. Zur Seite stellen.

Nun Öl in einer großen Bratpfanne bei mittlerer Hitze erwärmen. Steak zugeben und mit etwas Salz und Petersilie bestreuen. Für ca. 3-4 Minuten anbraten bis es medium ist oder bis es den gewünschten Garheitsgrad erreicht hat. Zum Herd nehmen und auf ein Schneidbrett geben. Für 5 Minuten ruhen lassen und dann in die gewünschten Stücke schneiden.

Steak mit Kartoffeln servieren. Mit ein paar Zitronenscheiben garnieren und genießen!

Nährwertangaben pro Portion: Kcal: 459, Proteine: 43,9 g, Kohlenhydrate: 19,5 g, Fette: 22,1 g

18. Orzo-Kürbis-Salat

Zutaten:

450 g gelber Kürbis

280 g Orzo (Nudelreis)

1 EL Olivenöl

35 g Pinienkerne

1 EL Zitronensaft, frisch gepresst

1 TL Apfelessig

¼ TL Salz

¼ TL schwarzer Pfeffer, gemahlen

1 EL frische Minze, fein gehackt

Zubereitung:

Pasta nach den Angaben auf der Packung kochen. Gut abtropfen und zudecken. Zum Abkühlen zur Seite stellen.

Kürbis waschen und der Länge nach in dünne Streifen schneiden, ca. 2,5 cm dick. Zur Seite stellen.

Eine große, trockene Bratpfanne bei mittlerer Temperatur erwärmen. Pinienkerne zugeben und für 4 Minuten anbraten, oder bis sie braun sind. Vom Herd nehmen und zur Seite stellen.

Öl, Zitronensaft, Essig, Salz, Pfeffer und Minze in eine große Schüssel geben. Gut verrühren und die Kürbisstreifen in dieser Mischung einlegen. Gut bedecken und für 5 Minuten ziehen lassen.

In der Zwischenzeit den Grill auf mittlere Temperatur vorheizen. Die Kürbisstreifen für ca. 5-8 Minuten grillen oder bis sie leicht angeschmort sind. Vom Grill nehmen und in eine große Salatschüssel geben.

Pasta zugeben und mit dem gegrillten Kürbis vermengen. Die restliche Marinade drüber geben und mit den gerösteten Pinienkernen garnieren.

Sofort servieren.

Nährwertangaben pro Portion: Kcal: 312, Proteine: 10,6 g, Kohlenhydrate: 44 g, Fette: 11,2 g

19. Käse-Tomaten

Zutaten:

4 große Tomaten, ganz

55 g Fetakäse, zerbröckelt

1 EL Olivenöl

1 kleine Gurke, fein gewürfelt

1 EL Sauerrahm

1 EL frische Petersilie, fein gehackt

¼ TL schwarzer Pfeffer, gemahlen

Zubereitung:

Den Ofen auf 375°F (190°C) vorheizen.

Gurke waschen und klein würfeln. Zur Seite stellen.

Käse, Sauerrahm, Petersilie, Knoblauch und Gurke in eine kleine Schüssel geben. Verrühren bis es gut vermischt ist und zur Seite stellen.

Tomaten waschen und den Deckel abschneiden, ca. 1 cm von oben. Das Tomatenfleisch vorsichtig herauslöffeln.

Ein großes Backblech mit Öl einfetten.

Jetzt die Käsemischung in die Tomaten geben. Die Tomaten mit 2,5 cm Abstand zwischen den Tomaten verteilen. Die Deckel draufgeben und die Tomaten verschließen. Im Ofen für ca. 10-12 Minuten backen oder bis die Tomaten weich sind.

Aus dem Ofen nehmen und zum Abkühlen zur Seite stellen.

Nährwertangaben pro Portion: Kcal: 261, Proteine: 9,8 g, Kohlenhydrate: 21,5 g, Fette: 17,2 g

20. Haferbrei mit getrockneten Früchten

Zutaten:

100 g Haferflocken

240 ml Mandelmilch

2 EL Rosinen, gehackt

2 getrocknete Feigen, gehackt

1 EL geröstete Mandeln, grob gehackt

1 EL Kokosnussmehl

1 TL Zitronenschale

Zubereitung:

Haferflocken und 240 ml Wasser in einen großen Topf geben. Zum Kochen bringen und für 2 Minuten kochen. Vom Herd nehmen und mit einer Gabel auflockern. Komplett abkühlen lassen.

Haferflocken mit Mandelmilch vermengen und die Rosinen und Feigen unterrühren. Gut verrühren und vor dem Servieren mit Kokosraspeln und Zitronenschale garnieren.

Guten Appetit!

Nährwertangaben pro Portion: Kcal: 553, Proteine: 10,7 g, Kohlenhydrate: 11,9 g, Fette: 34 g

21. Hühnchen mit cremigen Zuckerschoten

Zutaten:

450 g Hühnerfilet, dünn aufgeschnitten

150 g Zuckerschoten

2 EL Olivenöl

1 großes Eiweiß

1 EL Sauerrahm

1 EL Balsamico-Essig

½ TL Salz

¼ TL schwarzer Pfeffer, gemahlen

Zubereitung:

Eiweiß, Essig, Sauerrahm, Salz und Pfeffer in eine mittelgroße Schüssel geben. Vermischen bis alles gut vermengt ist. Zur Seite stellen.

Öl in einer großen Bratpfanne bei mittlerer Hitze erwärmen. Hühnerfilet zugeben und für ca. 3-5 Minuten auf jeder Seite anbraten oder bis es goldbraun ist. Das Fleisch auf einen Teller geben und die Pfanne zurückstellen.

Die gerade gemachte Soße in die Pfanne geben und komplett warm machen. Zuckerschoten zugeben und für 5 Minuten kochen oder bis sie schön zart sind. Vom Herd nehmen und mit den Filets servieren. Die restliche Flüssigkeit über die Filets geben. Bei Bedarf etwas frischen Zitronensaft drüber geben.

Nährwertangaben pro Portion: Kcal: 405, Proteine: 46,8 g, Kohlenhydrate: 4,2 g, Fette: 21,5 g

22. Tortillas mit Schwarze Bohnen

Zutaten:

170 g schwarze Bohnen, vorgekocht

90 g Mais

1 große rote Paprika, gewürfelt

4 Kirschtomaten, geschnitten

1 kleine rote Zwiebel, geschnitten

1 EL Olivenöl

2 EL Sauerrahm

1 TL getrockneter Oregano, gemahlen

¼ TL Salz

¼ TL Cayennepfeffer, gemahlen

¼ TL schwarzer Pfeffer, gemahlen

4 große Römersalatblätter

4 Buchweizen-Tortillas

Zubereitung:

Öl, Sahne, Oregano, Salz, Cayennepfeffer und schwarzen Pfeffer in eine mittelgroße Schüssel geben. Gut rühren und zur Seite stellen, damit sich das Aroma voll entfalten kann.

Bohnen in einen großen Topf geben. 720 ml Wasser hinzugeben und zum Kochen bringen. Für 15 Minuten kochen oder bis es gar ist. Mais zugeben und für weitere 5 Minuten kochen. Vom Herd nehmen und abkühlen lassen.

Paprika waschen und der Länge nach halbieren. Kerne entfernen und in kleine Stücke schneiden.

Gekochte Bohnen, Mais und Pfeffer in eine mittlere Schüssel geben. Mit dem hergestellten Dressing beträufeln. Gut verrühren damit alle Zutaten bedeckt sind.

Salatblätter auf die Tortillas legen und die Mischung löffelweise drauf geben. Den Wrap mit einem Zahnstocher verschließen. Sofort servieren.

Nährwertangaben pro Portion: Kcal: 355, Proteine: 14,9 g, Kohlenhydrate: 61,2 g, Fette: 7,1 g

23. Hähnchenflügel mit Bohnen und Tomaten

Zutaten:

450 g Hähnchenflügels

200 g weiße Bohnen

180 g Kirschtomaten, halbiert

2 EL frische Petersilie, fein gehackt

2 EL Mehl

1 EL Olivenöl

1 TL Salz

¼ TL schwarzer Pfeffer, gemahlen

¼ TL Chili, gemahlen

480 ml Hühnerbrühe

Zubereitung:

Bohnen in einen Topf mit kochendem Wasser geben. Für 10 Minuten kochen und vom Herd nehmen. Gut abtropfen und zur Seite stellen.

Öl in einer großen Bratpfanne bei mittlerer Hitze erwärmen. Hähnchenflügel zugeben und mit etwas Salz und Pfeffer bestreuen. Für ca. 3-4 Minuten auf jeder Seite anbraten oder bis sie goldbraun sind. Brühe zugeben und zum Kochen bringen. Tomaten und Bohnen zugeben. Gut verrühren und die Temperatur herunterdrehen. Für 5 Minuten weiterkochen und gelegentlich umrühren.

Mehl, Chili und 2 EL Wasser vermengen. Gut verrühren und die Mischung in die Bratpfanne geben. Für weitere 4 Minuten kochen und mit Petersilie bestreuen. Vom Herd nehmen.

Warm servieren.

Nährwertangaben pro Portion: Kcal: 371, Proteine: 38,2 g, Kohlenhydrate: 29,6 g, Fette: 10,8 g

24. Quinoa-Spinat-Erdbeer-Salat

Zutaten:

200 g Erdbeeren, geschnitten

225 g frischer Spinat, grob gehackt

190 g Quinoa, vorgekocht

1 EL Zitronensaft, frisch gepresst

1 EL Olivenöl

1 TL Salz

¼ TL Cayennepfeffer

1 EL frische Petersilie, fein gehackt

Zubereitung:

Quinoa und 480 ml Wasser in einen großen Topf geben. Zum Kochen bringen und für 13-15 Minuten kochen. Vom Herd nehmen und mit einer Gabel auflockern. Zudecken und zur Seite stellen.

Zitronensaft, Öl, Salz, Cayennepfeffer und Petersilie in eine kleine Schüssel geben. Gut rühren und zur Seite stellen, damit sich das Aroma voll entfalten kann.

Erdbeeren waschen und in dünne Scheiben schneiden. Zur Seite stellen.

Spinat gründlich unter kaltem, fließendem Wasser waschen und in kleine Stücke hacken. Zur Seite stellen.

Gekochten Quinoa, Erdbeeren und Spinat in eine Salatschüssel geben. Vermengen und dem gerade hergestellten Dressing verrühren. Gut verrühren damit alle Zutaten bedeckt sind und sofort servieren.

Guten Appetit!

Nährwertangaben pro Portion: Kcal: 269, Proteine: 8,7 g, Kohlenhydrate: 40,7 g, Fette: 8,4 g

25. Putenbratlinge mit Tzatziki

Zutaten:

450 g Putenhack

1 kleine rote Zwiebel, gewürfelt

1 EL frischer Dill, gehackt

2 Knoblauchzehen, zerdrückt

2 EL frische Petersilie, fein gehackt

½ TL Salz

¼ TL schwarzer Pfeffer, gemahlen

230 g griechischer Joghurt

40 g Gurke, fein gehackt

1 EL frischer Dill, fein gehackt

1 EL Zitronensaft

1 TL roher Honig

1 EL Olivenöl

Zubereitung:

Putenhack, Zwiebel, Dill, Knoblauch, Petersilie, Salz und Pfeffer in eine große Schüssel geben. Verrühren bis es gut vermischt ist und die Bratlinge in die gewünschte Größe formen.

Öl in einer großen Bratpfanne bei mittlerer Hitze erwärmen. Bratlinge zugeben und für ca. 3-4 Minuten auf jeder Seite anbraten. Mit den restlichen Bratlingen wiederholen. Zur Seite stellen.

Jetzt können Sie den Tzatziki machen. Joghurt, gehackte Gurke, Dill, Honig und Zitronensaft in eine kleine Schüssel geben. Gut verrühren und mit den Bratlingen servieren.

Gerne können Sie ein Salatblatt ausbreiten und den Tzatziki drauf geben.

Guten Appetit!

Nährwertangaben pro Portion: Kcal: 424, Proteine: 50,6 g, Kohlenhydrate: 9,4 g, Fette: 23,1 g

26. Granatapfel-Bananen-Smoothie

Zutaten:

450 g Granatapfelkerne

1 große Banane, gewürfelt

230 g griechischer Joghurt

1 EL Zitronensaft, frisch gepresst

1 EL roher Honig

1 EL Mandeln, fein gehackt

Zubereitung:

Früchte vorbereiten.

Mit einem scharfen Messer den Granatapfel oben abschneiden. An jeder weißen Membrane in der Frucht entlang schneiden. Die Kerne in eine Tasse oder eine Schüssel geben und zur Seite stellen.

Banane schälen und in Stücke schneiden. Zur Seite stellen.

Granatapfelkerne, Banane, Joghurt, Zitronensaft und Honig in eine Küchenmaschine geben. Rühren bis es schön sämig ist und in Gläsern anrichten. Mit Mandeln garnieren und vor dem Servieren für 20 Minuten kalt stellen.

Guten Appetit!

Nährwertangaben pro Portion: Kcal: 162, Proteine: 2 g, Kohlenhydrate: 37 g, Fette: 1,8 g

27. Karotten-Kokosnuss-Suppe

Zutaten:

6 große Karotten, dünn geschnitten

480 ml Kokosmilch

1 mittelgroße Süßkartoffel, gewürfelt

1 kleine Zwiebel, gewürfelt

480 ml Hühnerbrühe

1 TL Currypulver

2 Knoblauchzehen, zerdrückt

1 EL Pflanzenöl

1 TL Salz

¼ TL schwarzer Pfeffer, gemahlen

Zubereitung:

Öl in einem tiefen Topf bei mittlerer Temperatur erwärmen. Zwiebeln zugeben und unter Rühren anbraten bis sie glasig sind. Knoblauch zugeben und gut mit den Zwiebeln vermengen. Für 1 weitere Minute anbraten.

Karotten, Kartoffeln und Hühnerbrühe zugeben. Zum Kochen bringen und mit Curry, Salz und Pfeffer bestreuen. Für 15 Minuten kochen und dann Kokosmilch zugeben. Kochen bis es komplett heiß ist und vom Herd nehmen.

Die Suppe in mehreren Teilen eine Küchenmaschine geben. Die Suppe in einen Topf geben und erneut erwärmen.

Warm servieren.

Nährwertangaben pro Portion: Kcal: 406, Proteine: 7 g, Kohlenhydrate: 26,1 g, Fette: 32,8 g

28. Gegrillte Tintenfische und Paprika

Zutaten:

450 g kleine Tintenfische

200 ml natives Olivenöl extra

1 TL frischer Rosmarin, fein gehackt

1 große rote Paprika, ganz

1 große gelbe Paprika, ganz

2 Knoblauchzehen, zerdrückt

½ TL Salz

¼ TL schwarzer Pfeffer, gemahlen

1 EL frische Petersilie, fein gehackt

Zubereitung:

Tintenfisch gründlich unter kaltem, fließendem Wasser waschen. Mit einem Küchenpapier trocken tupfen und zur Seite stellen.

Öl, Rosmarin, Knoblauch, Salz, Pfeffer und Petersilie in einer großen Schüssel vermischen. Den Tintenfisch für 30 Minuten marinieren. Zur Seite stellen.

Den Grill auf mittlere Temperatur vorheizen. Tintenfisch zugeben und für 5 Minuten auf jeder Seite anbraten. Den Tintenfisch gelegentlich mit der restliche Marinade bestreichen. Die Paprika nach 5 Minuten auf den Grill geben. Paprika mit der Marinade bestreichen.

Tintenfisch und Paprika vom Grill nehmen und servieren.

Nährwertangaben pro Portion: Kcal: 350, Proteine: 35,5 g, Kohlenhydrate: 12,9 g, Fette: 16,7 g

29. Omelet mit getrockneten Kirschtomaten

Zutaten:

5 große Eier, geschlagen

55 g sonnengetrocknete Tomaten, fein gehackt

28 g Ziegenkäse, gerieben

2 EL Magermilch

10 g frischer Basilikum, gehackt

1 EL Olivenöl

½ TL Salz

¼ TL schwarzer Pfeffer, gemahlen

Zubereitung:

Eier, Salz, Pfeffer und Milch in eine große Schüssel geben. Verquirlen bis es gut vermischt ist und zur Seite stellen.

Öl in einer großen Bratpfanne bei mittlerer Hitze erwärmen. Die Eimasse zugeben und für ca. 3-4 Minuten anbraten. Tomaten, Käse und Basilikum in die Mitte des Omelets geben und falten.

Vom Herd nehmen und sofort servieren.

Guten Appetit!

Nährwertangaben pro Portion: Kcal: 302, Proteine: 19,7 g, Kohlenhydrate: 3,4 g, Fette: 23,8 g

30. Blumenkohl-Kohl-Eintopf

Zutaten:

325 g Blumenkohl, gehackt

140 g frischer Kohl, gehackt

1 mittelgroße Zwiebel, gewürfelt

1 TL Kreuzkümmel, gemahlen

2 mittelgroße Tomaten, gehackt

480 ml Gemüsebrühe

½ TL Kurkuma, gemahlen

2 EL frische Petersilie, fein gehackt

½ TL Salz

¼ TL schwarzer Pfeffer, gemahlen

Zubereitung:

Öl in einem tiefen Topf bei mittlerer Temperatur erwärmen. Zwiebeln hinzufügen und für ca. 4-5 Minuten anbraten oder bis sie glasig sind. Tomaten zugeben und für weitere 3 Minuten anbraten oder bis sie weich sind.

Blumenkohl, Kohl und Gemüsebrühe zugeben. Zum Kochen bringen und mit Kurkuma, Kreuzkümmel, Salz und Pfeffer bestreuen. Temperatur runter drehen und für 15 Minuten kochen, dabei gelegentlich umrühren. Petersilie unterrühren und für weitere 1 Minuten kochen.

Vom Herd nehmen und warm servieren.

Nährwertangaben pro Portion: Kcal: 140, Proteine: 10,5 g, Kohlenhydrate: 22,6 g, Fette: 2,1 g

31. Parniertes Hühnchen mit Süßkartoffelpüree

Zutaten:

450 g Hühnerbrust, dünn aufgeschnitten

120 g Süßkartoffeln, gewürfelt

2 EL Magermilch

1 TL getrockneter Thymian, gemahlen

25 g Parmesan, gerieben

1 großes Ei, geschlagen

80 g Semmelbrösel

½ TL Salz

¼ TL schwarzer Pfeffer, gemahlen

1 EL Olivenöl

Zubereitung:

Filets waschen und mit einem Küchenpapier trocken tupfen. Zur Seite stellen.

Süßkartoffeln in einen Topf mit kochendem Wasser geben oder bis sie stichfest sind. Vom Herd nehmen und abgießen. Zum Abkühlen zur Seite stellen.

Süßkartoffeln mit Milch und Thymian in eine Küchenmaschine geben. Alles gut pürieren. Zur Seite stellen.

In der Zwischenzeit die Semmelbrösel auf einem großen Blech verteilen. Ei, Salz und Pfeffer in einer großen Schüssel verquirlen. Die Filets in die Eimasse tauchen und dann in den Semmelbrösel wenden. Den Vorgang mit dem gesamten Fleisch wiederholen.

Öl in einer großen Bratpfanne bei mittlerer Hitze erwärmen. Filets zugeben und für ca 3-5 Minuten anbraten oder bis sie goldbraun sind.

Die Filets mit Kartoffelpüree servieren. Vor dem Servieren mit Parmesan bestreuen.

Guten Appetit!

Nährwertangaben pro Portion: Kcal: 617, Proteine: 57,8 g, Kohlenhydrate: 41,5 g, Fette: 23,6 g

32. Heidelbeer-Chia-Haferflocken

Zutaten:

80 g Haferflocken

240 ml Magermilch

25 g Heidelbeeren

¼ TL Zimt, gemahlen

1 EL Orangensaft, frisch gepresst

1 EL Honig

1 EL Chiasamen

Zubereitung:

Haferflocken und Milch in einer mittelgroßen Schüssel vermischen. Gut verrühren und 30 Minuten ziehen lassen.

In der Mikrowelle für 2 Minuten erhitzen. Orangensaft, Honig, Zimt und Chiasamen unterrühren.

Mit Heidelbeeren garnieren und sofort servieren.

Nährwertangaben pro Portion: Kcal: 266, Proteine: 10,4 g, Kohlenhydrate: 47,3 g, Fette: 4 g

33. Kalbssteaks mit Champignons und Spinat

Zutaten:

450 g fettarmes Kalbssteak, in Streifen geschnitten

140 g Champignons, halbiert

225 g frischer Spinat, gehackt

25 g Frühlingszwiebeln, gewürfelt

2 EL Olivenöl

½ TL Salz

¼ TL schwarzer Pfeffer, gemahlen

120 ml Hühnerbrühe

1 EL Balsamico-Essig

1 TL Ingwer, gemahlen

Zubereitung:

Fleisch unter kaltem, fließendem Wasser waschen und mit Küchenpapier trocken tupfen. Das Steak in dünne Scheiben schneiden und zur Seite legen.

1 EL Öl, Salz, Pfeffer, Brühe, Essig und Ingwer in eine kleine Schüssel geben. Gut verrühren und die

Fleischstücke in dieser Marinade einlegen. Für 20 Minuten kalt stellen.

Das restliche Öl in einer große Bratpfanne bei mittlerer Temperatur erwärmen. Fleischstücke zugeben und die Marinade aufbewahren. Für ca. 3-5 Minuten kochen oder bis es braun ist. Gelegentlich umrühren. Das Steak rausnehmen und die Pfanne zurückstellen.

Champignons, Spinat und Frühlingszwiebeln zugeben. Gut verrühren und für 5 Minuten kochen oder bis das Gemüse leicht welk ist. Die restliche Marinade und 120 ml Wasser zugeben und die Temperatur runter drehen. Für 3 Minuten kochen und dann das Fleisch zugeben. Gut verrühren und für weitere 1 Minuten kochen. Vom Herd nehmen und servieren.

Nährwertangaben pro Portion: Kcal: 429, Proteine: 22,6 g, Kohlenhydrate: 17,7 g, Fette: 33,2 g

34. Brokkoli-Kohl-Smoothie

Zutaten:

180 g frischer Brokkoli

1 kleine Gurke, geschnitten

1 EL frische Petersilie, fein gehackt

140 g frischer Kohl, gehackt

1 Selleriestange, gewürfelt

230 g griechischer Joghurt

½ TL Ingwer, gemahlen

Zubereitung:

Brokkoli gründlich waschen und in Röschen schneiden. Zur Seite stellen.

Gurke waschen und in dünne Scheiben schneiden. Zur Seite stellen.

Kohl und Petersilie in ein Sieb geben und unter kaltem, fließendem Wasser waschen. Abtropfen und in kleine Stücke schneiden. Zur Seite stellen.

Sellerie waschen und in mundgerechte Stücke schneiden. Zur Seite stellen.

Brokkoli, Gurke, Kohl, Petersilie, Sellerie, Joghurt und Ingwer zugeben. Vermischen bis sämig und cremig ist. In Gläsern anrichten und vor dem Servieren 20 Minuten kühl stellen.

Guten Appetit!

Nährwertangaben pro Portion: Kcal: 153, Proteine: 16 g, Kohlenhydrate: 17,7 g, Fette: 2,9 g

35. Gegrillter Kürbis-Zwiebel-Salat

Zutaten:

1 kleiner Butternusskürbis, gewürfelt

50 g Frühlingszwiebeln, gewürfelt

10 g frischer Basilikum, gehackt

25 g Cranberries

30 g Pekannüsse

3 EL Olivenöl

2 EL Orangensaft, frisch gepresst

1 EL Zitronensaft, frisch gepresst

1 TL Balsamico-Essig

½ TL Salz

¼ TL schwarzer Pfeffer, gemahlen

Zubereitung:

Orangensaft, Zitrone, Essig, Salz und Pfeffer in einer mittelgroßen Schüssel vermengen. Zur Seite stellen, damit sich das Aroma voll entfalten kann.

Butternut schälen und der Länge nach halbieren. Kerne entfernen und in Streifen schneiden. Zur Seite stellen.

Zwiebeln waschen und in kleine Stücke schneiden. Zur Seite stellen.

Den Grill auf mittlere Temperatur vorheizen. Kürbis zugeben und für ca. 5-7 Minuten grillen, dabei gelegentlich umdrehen. Die Kürbisstreifen mit der Marinade bestreichen. Vom Grill nehmen und in eine große Salatschüssel geben.

Zwiebeln, Basilikum, Cranberries und Pekannüsse zugeben. Gut verrühren und mit der restlichen Marinade beträufeln.

Sofort servieren.

Nährwertangaben pro Portion: Kcal: 407, Proteine: 4,9 g, Kohlenhydrate: 19 g, Fette: 37,5 g

36. Forellencreme mit Karotten

Zutaten:

450 g Forellenfilet

2 große Karotten, geschält

2 EL Olivenöl

1 TL Paprikapulver

1 EL Zitronensaft, frisch gepresst

½ TL Kreuzkümmel, gemahlen

½ TL Salz

¼ TL schwarzer Pfeffer, gemahlen

Zubereitung:

Filets waschen und mit einem Küchenpapier trocken tupfen. Zur Seite stellen.

Paprika, Zitronensaft, Kreuzkümmel, Salz, Pfeffer und 1 EL Öl in eine kleine Schüssel geben. Vermengen und für 15 Minuten zur Seite stellen, damit sich die Aromen vermischen können.

Öl in einer großen Bratpfanne bei mittlerer Hitze erwärmen. Filets zugeben und für ca. 3-5 Minuten auf jeder Seite anbraten. Die gerade hergestellte Soße 1 Minute vor Ende zugeben. Entweder schütten Sie darüber oder verwenden einen Küchenpinsel um die Soße auf beiden Seiten des Filets zu verteilen. Vom Herd nehmen und abkühlen lassen.

Die Filets und die Flüssigkeit aus der Pfanne in eine Küchenmaschine geben. Vermengen bis es schön cremig und püriert ist.

Karotten waschen und schälen. In ca. 2,5 cm große Stücke schneiden und mit der Fischcreme servieren. Bei Bedarf können Sie auch Paprika oder anderes Gemüse nach Wahl zugeben.

Nährwertangaben pro Portion: Kcal: 392, Proteine: 40,9 g, Kohlenhydrate: 5,5 g, Fette: 22,4 g

37. Penne mit Brokkoli

Zutaten:

450 g frischer Brokkoli, gehackt

225 g Penne

½ kleine Chili, fein gehackt

2 Knoblauchzehen, zerdrückt

2 EL Olivenöl

2 EL Parmesan, gerieben

¼ TL Salz

¼ TL schwarzer Pfeffer, gemahlen

Zubereitung:

Brokkoli waschen und die äußeren Blätter entfernen. In mundgerechte Stücke schneiden und zur Seite stellen.

Öl in einer großen Bratpfanne bei mittlerer Hitze erwärmen. Knoblauch und Chili zugeben. Unter Rühren 1 Minuten anbraten und dann Brokkoli zugeben. Etwas Salz und Pfeffer hinzufügen. Einmal umrühren und Temperatur runter drehen. Für ca. 8-10 Minuten kochen.

In der Zwischenzeit, Pasta nach den Angaben auf der Packung al dente kochen. Dies sollte ungefähr 8 Minuten dauern. Wenn sie fertig sind, vom Herd nehmen und abgießen.

Gekochte Pasta und gebratenen Brokkoli in eine große Schüssel geben. Mit der geraspeltem Käse bestreuen und gut verrühren.

Sofort servieren.

Nährwertangaben pro Portion: Kcal: 398, Proteine: 17,4 g, Kohlenhydrate: 52,8 g, Fette: 14,6 g

38. Brokkoli-Omelet

Zutaten:

180 g frischer Brokkoli, gewürfelt

5 große Eier, geschlagen

1 EL frische Petersilie, fein gehackt

5 grüne Oliven, entsteint

25 g Parmesan, gerieben

¼ TL schwarzer Pfeffer, gemahlen

2 EL Magermilch

Zubereitung:

720 ml Wasser in einen dickbodigen Topf geben, zum Kochen bringen und Brokkoli zugeben. Für ca. 5 Minuten kochen oder bis er weich ist. Vom Herd nehmen und gut abgießen. Zur Seite stellen.

Eier, Petersilie, Oliven, Käse und schwarzen Pfeffer in einer großen Schüssel verquirlen. Verquirlen bis es gut vermischt ist und zur Seite stellen.

Nun Öl in einer großen Bratpfanne bei mittlerer Hitze erwärmen. Die Eimasse zugeben und für 2 Minuten anbraten. Brokkoli auf die eine Hälfte des Omelets geben und für 2 weitere Minuten anbraten. Der Brokkoli wird während des Anbratens festkleben.

Wenn die Eier fertig sind, vom Herd nehmen. Das Omelet falten und sofort servieren.

Nährwertangaben pro Portion: Kcal: 263, Proteine: 22,3 g, Kohlenhydrate: 6,7 g, Fette: 17 g

WEITERE TITEL DIESES AUTORS

70 Effektive Rezepte um Übergewicht zu Vermeiden und Gewicht zu Verlieren: Fett schnell verbrennen durch die Verwendung von richtiger Diät und kluger Ernährung

von Joe Correa CSN

48 Rezepte zur Verminderung von Akne: Der schnelle und natürliche Weg zum Beheben Ihres Akne-Problems in weniger als 10 Tagen!

von Joe Correa CSN

41 Rezepte zur Vorbeugung von Alzheimer: Verringern oder Beseitigung des Alzheimer Zustandes in 30 Tagen oder weniger!

von Joe Correa CSN

70 wirksame Rezepte bei Brustkrebs: Vorbeugen und bekämpfen von Brustkrebs mit kluger Ernährung und kraftvollen Lebensmitteln

von Joe Correa CSN

www.ingramcontent.com/pod-product-compliance
Lightning Source LLC
Chambersburg PA
CBHW030301030426
42336CB00009B/471